BEI GRIN MACHT SICH IHR
WISSEN BEZAHLT

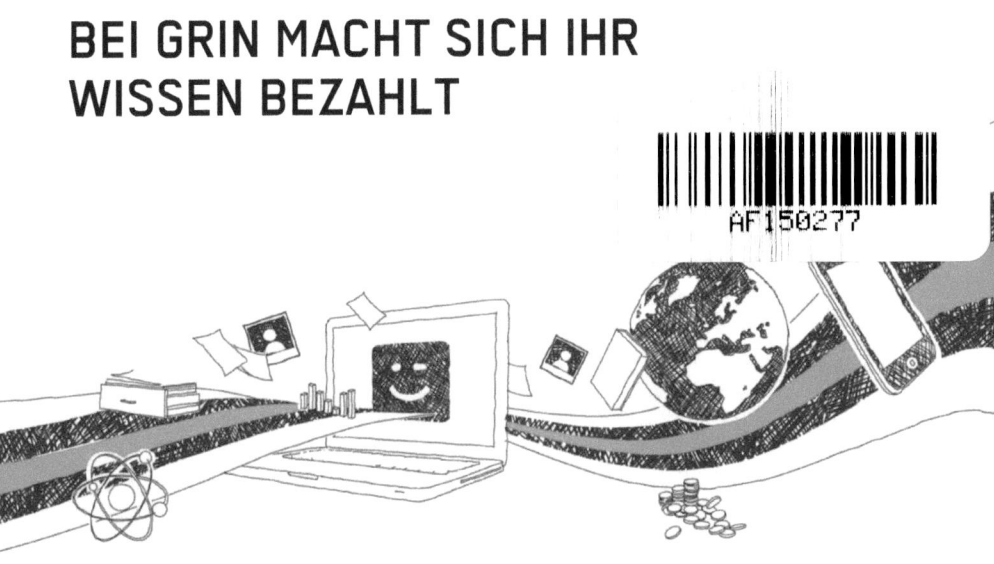

AF150277

- Wir veröffentlichen Ihre Hausarbeit,
  Bachelor- und Masterarbeit

- Ihr eigenes eBook und Buch -
  weltweit in allen wichtigen Shops

- Verdienen Sie an jedem Verkauf

Jetzt bei www.GRIN.com hochladen
und kostenlos publizieren

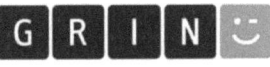

Bibliografische Information der Deutschen Nationalbibliothek:

Die Deutsche Bibliothek verzeichnet diese Publikation in der Deutschen National-
bibliografie; detaillierte bibliografische Daten sind im Internet über http://dnb.d-
nb.de/ abrufbar.

Impressum:

Copyright © 2015 GRIN Verlag, Open Publishing GmbH
Druck und Bindung: Books on Demand GmbH, Norderstedt Germany
ISBN: 978-3-668-07147-6

Dieses Buch bei GRIN:

http://www.grin.com/de/e-book/308527/erstellung-von-gesundheitlichen-interven-
tionsmassnahmen-im-metallgewerbe

Niclas Görres

Erstellung von gesundheitlichen Interventionsmaßnahmen im Metallgewerbe

GRIN Verlag

Deutsche Hochschule für
Prävention und Gesundheitsmanagement
Hermann Neuberger Sportschule 3
66123 Saarbrücken

Einsendeaufgabe

Fachmodul: Gesundheitsförderung und Prävention in Lebenswelten

Studiengang: Bachelor of Arts Gesundheitsmanagement

Datum
Präsenzphase: 26.05.-29.05.2015

Matrikelnummer:

Name, Vorname: Görres, Niclas

Studienort: **Saarbrücken**

Semester: **Wintersemester 2012**

Inhaltsverzeichnis

1 Analyse der Ausgangssituation

1.1 Rahmenbedingungen

Tab.1: Rahmenbedingungen der Firma Metall GmbH & Co.KG

Rahmenbedingung	
Name des Betriebs	Metall GmbH & Co.KG
Branche	Metallverarbeitung
Standort	Koblenz
Mitarbeiterzahl: -Führungsebene -Verwaltung -Facharbeiter -Reinigungspersonal -Lieferanten	Gesamt: 290 -3 -15 -260 -8 - 4
Arbeitszeiten	Arbeitszeiten für Führungsebene: 08:00-17:00 Uhr Arbeitszeiten für Verwaltung: 08:00-17:00 Uhr Arbeitszeiten für Facharbeiter: Frühschicht: 06:00-15:00 Uhr Spätschicht: 14:30-23:30 Uhr Arbeitszeiten für Reinigungspersonal: 00:00-05:30 Uhr Arbeitszeiten für Lieferanten: Frühschicht: 06:00-15:00 Uhr Spätschicht: 14:30-23:30 Uhr
Krankenstand	22,5 Arbeitsunfähigkeitstage (AU-Tage)

Der Betrieb Metall GmbH & Co.KG ist ein Unternehmen aus dem Metall verarbeiten-
dem Gewerbe an dem Standort Koblenz. Es besteht aus insgesamt 290 Mitarbeitern, die
sich wie folgt aufteilen: Drei Mitarbeiter bilden die Führungsebene und 15 weitere sind

3

in Verwaltung tätig. Demgegenüber stehen 260 Facharbeiter, acht Personen die für die Reinigung zuständig sind und vier Lieferanten.

Das Unternehmen hat verschiedene Arbeitszeiten für die jeweiligen Mitarbeiter. Der Arbeitstag für die Führungsebene, sowie die Verwaltungsmitarbeiter beginnt von Montag bis Freitag um 08:00 Uhr und endet um 17:00 Uhr, dabei gibt es eine 60 minütige Mittagspause um 12:00 Uhr.

Die Arbeitszeiten für Facharbeiter sind unterteilt in zwei Schichten und erstrecken sich über die volle Woche (Montag bis Sonntag). Die Frühschicht beginnt um 06:00 Uhr und endet um 15:00 Uhr. Zwei 30 minütige Pausen finden einmal um 09:00 Uhr und um 13:00 Uhr statt. Um 14:30 Uhr beginnt die Spätschicht. Es kommt zur Übergabe zwischen Früh- und Spätschicht. Die Spätschicht endet um 23:30 Uhr. Auch hier sind wieder zwei 30 minütige Pausen einzuhalten. Die erste Pause ist um 17:30 Uhr und die zweite Pause findet um 21:30 Uhr statt.

Ab 00:00 Uhr beginnt das Reinigungspersonal die Firma zu säubern. Ihre Arbeitszeit endet um 05:30 Uhr, sodass 30 Minuten später die Facharbeiter wieder mit der Frühschicht beginnen können.

Die Arbeitszeiten der Lieferanten sind wie bei den Fachkräften. Allerdings sind die Arbeitstage beschränkt von Montag bis Freitag, da Wochenends LKWs nur in Ausnahmefällen unterwegs sein dürfen. Die Frühschicht beginnt um 06:00 Uhr und endet um 15:00 Uhr. Zwei 30 minütige Pausen sind einmal um 09:00 Uhr und um 13:00 Uhr. Um 14:30 Uhr kommt es zur Übergabe zwischen Früh- und Spätschicht. Die Spätschicht endet um 23:30 Uhr. Die erste Pause ist um 17:30 Uhr und die zweite Pause findet um 21:30 Uhr statt.

Der Krankenstand im Unternehmen liegt bei 22,5 Arbeitsunfähigkeitstagen. Damit liegt das Unternehmen über dem Branchendurchschnitt von 20,5 AU-Tage (Techniker Krankenkasse, 2013).

1.2 Personengruppen

Tab.2: Personengruppen der Firma Metall GmbH & Co.KG

Personengruppe	Anzahl Mitarbeiter	Altersstruktur		Geschlechter-verhältnis		Tätigkeiten / Alltagssituationen
Führungsebene	3	18-29 Jährige: 30-50 Jährige: > 50 Jährige: 0	0 3	Männer: Frauen: 1	2	-85 % sitzende Tätigkeit -10 % stehende Tätigkeit -5 % im Auto -Entwicklung neuer Konzepte -Qualitätsmanagement -Budgetplanung -führen von Mitarbeitergespräche -Vernetzung mit alten/neuen Kunden -Neukundenakquise -Angebotserstellung
Verwaltung	15	18-29 Jährige: 30-50 Jährige: > 50 Jährige: 0	2 13	Männer: Frauen: 13	2	-95 % sitzende Tätigkeit -5% stehende Tätigkeit -Buchhaltung -Wareneingang/-ausgang -Lohnzahlungen/-buchungen
Fachkräfte	260	18-29 Jährige: 30-50 Jährige: > 50 Jährige: 30	90 140	Männer: Frauen: 10	250	-Metallverarbeitung -75 % stehende Tätigkeit -25 % kniende Tätigkeit
Reinigungs-personal	8	18-29 Jährige: 30-50 Jährige: > 50 Jährige: 3	0 5	Männer: Frauen: 6	2	-80 % stehende Tätigkeit -20 % kniende Tätigkeit -Reinigung der Verarbeitungsstätte -Reinigung der Büroräume -Reinigung der sanitären Einrichtungen
Lieferanten	4	18-29 Jährige: 30-50 Jährige: > 50 Jährige: 0	0 4	Männer: Frauen: 0	4	-80 % sitzende Tätigkeit (im LKW) -20 % stehende Tätigkeit (Verladen) -Verladen der Metallstücke -Transport der Güter zum Kunden

5

Die Führungsebene setzt sich aus zwei Männern und einer Frau zusammen. Sie sind alle drei im Alter zwischen 30 und 50 Jahren. Ihre Tätigkeit findet zu 85 % im sitzen statt. 10 % ihrer Tätigkeiten gehen sie stehend nach und 5 % der Zeit sitzen die Führungskräfte im Auto um zu diversen Kunden zu fahren. Ihre Tätigkeiten liegen hauptsächlich im Managementbereich. Die Budgetplanung und Kostenerstellung, sowie das Qualitätsmanagement und das Führen von Mitarbeitergesprächen zählen zu ihren Aufgaben. Hinzu kommen noch die Neukundenakquise mit der Angebotserstellung und stetige Vernetzungen und Kommunikation mit den alten und neuen Kunden.

Die Verwaltung besteht aus insgesamt 15 Mitarbeitern. Davon sind zwei Mitarbeiter zwischen 18 und 29 Jahre. Die restlichen Personen sind im Alter von 30 bis 50 Jahren. Die zwei männlichen und 13 weiblichen Mitarbeiter sitzen 95 % ihrer Arbeitszeit. Dementsprechend stehen sie restlichen 5 %. Zu ihren Aufgaben gehören die Buchhaltung, sowie Lohnzahlungen/-buchungen. Dazu kommen noch Rechnungserstellung und die Kontrolle des Wareneingangs und -ausgangs.

260 Mitarbeiter entfallen auf die Fachkräfte. Dabei stehen zehn Frauen 250 Männern gegenüber. Es gibt 90 18 bis 29-jährige Mitarbeiter. 30 Mitarbeiter zählen zu den über 50-jährigen. Die restlichen 140 Fachkräfte sind zwischen 30 und 50 Jahren. Hauptsächlich verbringen sie ihre Arbeitszeit im stehen (75 %). Weitere 25 % müssen sie kniend verbringen indem sie das Material aufheben bzw. umlagern müssen. Ihre Aufgabe ist es das Metall weiter zu verarbeiten.

Das Reinigungspersonal setzt sich aus zwei Männern und 6 Frauen zusammen. Sie sind alle zwischen 30 und 50 Jahren. 80 % ihrer Arbeitszeit verbringen sie stehend, 20 % kniend um in alle Ecken zu reinigen. Zu ihrer Tätigkeit zählen die Reinigung der sanitären Räumlichkeiten, Büroräume und der Verarbeitungsstätte.

Vier männliche Lieferanten im Alter zwischen 30 und 50 Jahren gehören zusätzlich zum Unternehmen. Ihre Haupttätigkeit ist der Transport von Gütern zu Kunden (80 %). Die restliche Zeit verbringen sie damit die Güter zu verladen (20 %).

1.3 Analyse gesundheitsbezogener Daten

Im Rahmen des Gesundheitsreports des Dachverbandes der Betriebskrankenkasse BKK (2014) wurde unter den Mitgliedern festgestellt, welche Berufsbranchen und -gruppen am häufigsten von Arbeitsunfähigkeit betroffen sind. Darüber hinaus wurde aufgezeigt, welche Erkrankungen am häufigsten diagnostiziert wurden.

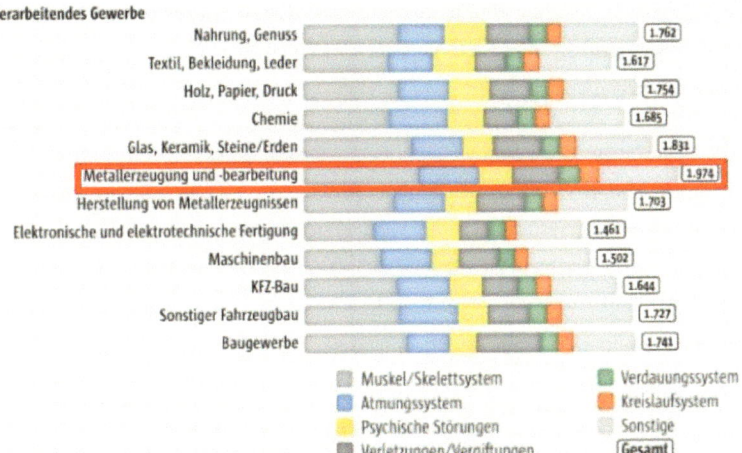

Abb. 1: AU-Tage der beschäftigten Mitglieder nach ausgewählten Diagnosehauptgruppen (Knieps & Pfaff, 2014, S. 258)

Abbildung 1 zeigt auf, in welcher Branche innerhalb des verarbeitenden Gewerbes die meisten Arbeitsunfähigkeitstage (AU-Tage) vorliegen. Es wird deutlich, dass mit Abstand die meisten Arbeitsunfähigkeitstage auf die Metallerzeugung- und Metallbearbeitungsbranche zurückfallen. Insgesamt sind es 1.974 AU-Tage. Die Hauptursachen fallen auf Muskel-Skelett-Erkrankungen, Erkrankungen am Atmungssystem und Verletzung oder Vergiftungen zurück.

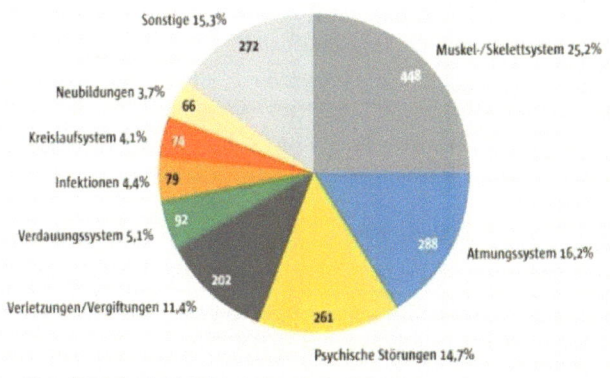

Abb. 2: Hauptursachen für AU-Tage bei allen BKK-Mitgliedern im Jahr 2013 (Knieps et al., 2014, S. 41)

Abbildung 2 verdeutlicht in diesem Zusammenhang die Gesamtfehlzeiten der wichtigsten Erkrankungen innerhalb aller BKK-Versicherten. Zu beachten ist, dass diese Abbildung branchenübergreifend ist.

Es ist klar zu erkennen, dass über ein Viertel aller Arbeitsunfähigkeiten auf Erkrankungen des Muskel-Skelettsystems zurückzuführen sind (25,2 %). Danach folgen Erkrankungen an den Atemwegssystemen (16,2 %) und Verletzungen oder Vergiftungen (11,4 %). Auch hier ist zu beachten, dass branchenübergreifend die psychischen Störungen 14,7 % aller AU-Tage ausmachen. Allerdings ist aus Abbildung 1 erkennbar, dass Verletzungen und Vergiftungen deutlich häufiger auftreten, als psychische Störungen.

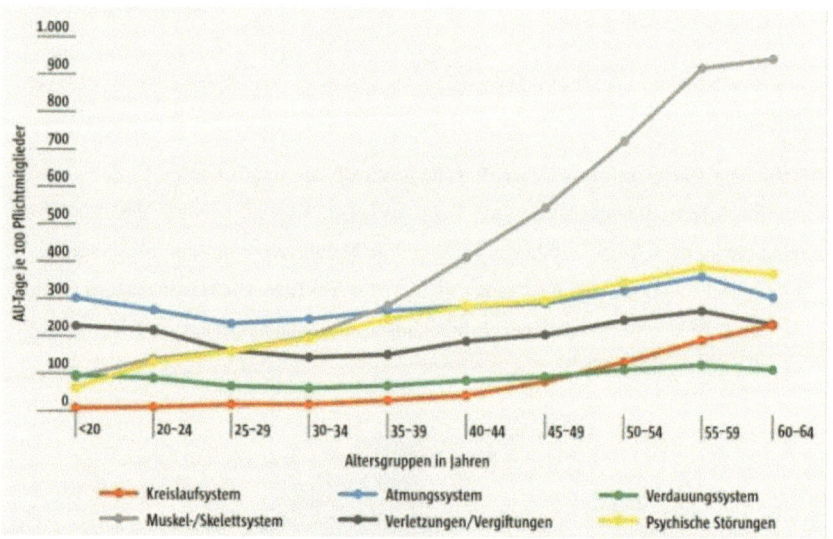

Abb. 3: Häufigkeiten der Haupterkrankungen in Bezug auf das zunehmende Alter aller Pflichtversicherten der BKK im Jahr 2013 (Knieps et al., 2014, S. 188)

Die AU-Tage vervielfachen sich mit zunehmendem Alter vor allem im Bereich der Muskel-Skelett-Erkrankungen. Sind in der Altersgruppe der unter 20-jährigen 100 Fehltage je 100 Pflichtmitglieder der BKK zu verzeichnen, so verzehnfacht sich diese Summe mit zunehmendem Alter bis zu den 60 bis 64-jährigen. Aus der Abbildung geht zudem noch hervor, dass die Erkrankungen an den Atemwegsorganen, sowie die Verletzungen und Vergiftungen weitestgehend stagnieren.

Neben dem Report der BKK, stellte der Gesundheitsreport von der Techniker Krankenkasse (TK) 2013 weitere Daten fest. Im Gewerbe der Metallerzeugung und -

verarbeitung sind die männlichen Arbeitnehmer durchschnittlich 20,5 Tage arbeitsunfähig (Abb.4). Bei den Frauen sind es 22,7 AU-Tage (Abb.5). Hinzu kommen 198 Arbeitsunfälle bei den Männern und 99 Unfälle bei den Frauen (Abb.6).

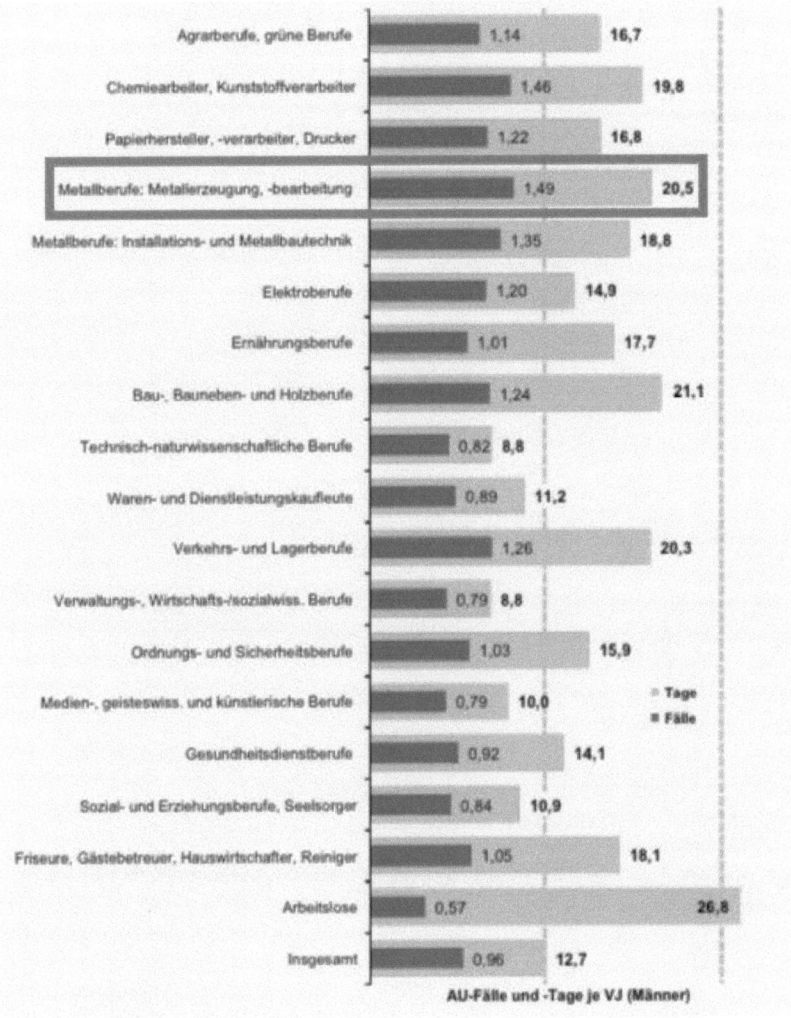

Abb. 4: Arbeitsunfähigkeit nach Berufsfeldern (Männer) der Pflichtversicherten der TK im Jahr 2012 (Techniker Krankenkasse, 2013, S. 100)

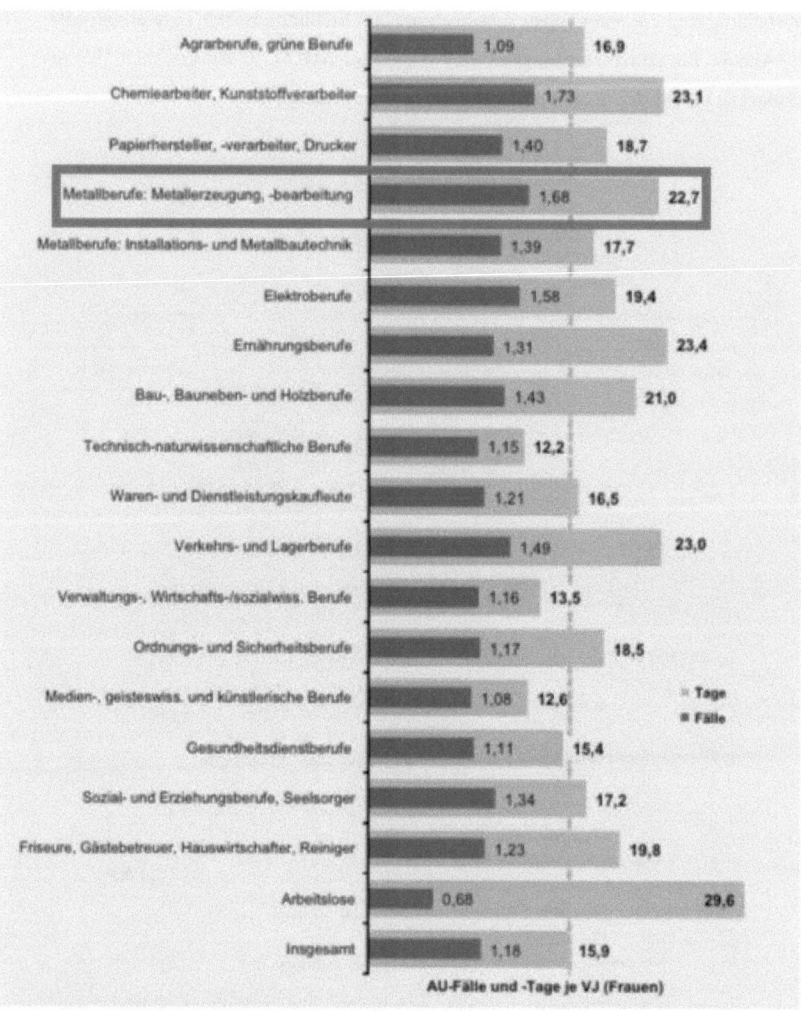

Abb. 5: Arbeitsunfähigkeit nach Berufsfeldern (Frauen) der Pflichtversicherten der TK im Jahr 2012 (Techniker Krankenkasse, 2013, S. 101)

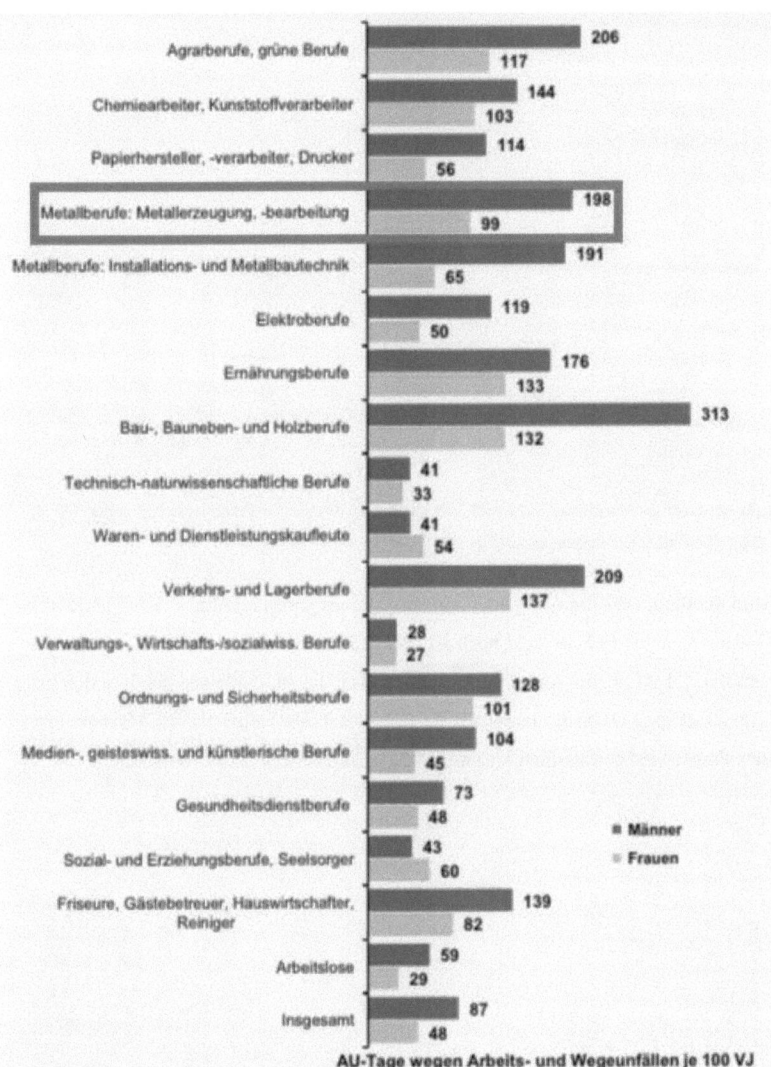

Abb. 6: Arbeitsunfähigkeitstage wegen Arbeitsunfällen nach Berufsfeldern der Pflichtversicherten der TK im Jahr 2012 (Techniker Krankenkasse, 2013, S. 107)

Darüber hinaus zeigen Abbildung 7 die AU-Fälle je Versicherungsjahr und Abbildung 8 die AU-Tage je Versicherungsjahr unterteilt nach Alter und Geschlecht aus dem Jahr 2012. Hierzu ist zu sagen, dass diese Angaben aus allen Berufsgruppen der Pflichtversicherten der Techniker Krankenkasse herausgearbeitet wurden.

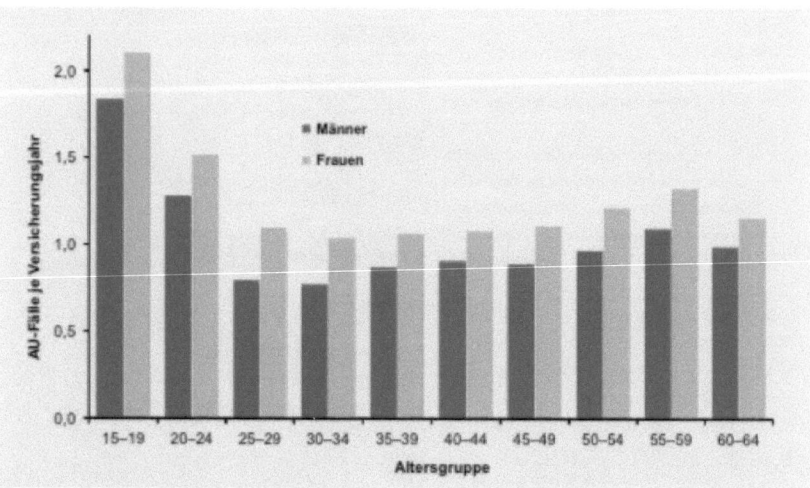

Abb. 7: AU-Fälle je Versicherungsjahr nach Alter und Geschlecht aller Pflichtversicherten der TK im Jahr 2012 (Techniker Krankenkasse, 2013, S. 80)

Es wird deutlich, dass die Arbeitsunfähigkeitsfälle im jüngeren Alter (15 bis 19 Jahre) bei Männern, sowie Frauen recht hoch ist. Bei Männern sind es 1,9 AU-Fälle, bei den Frauen sind 2,1 AU-Fälle. Ab 20 bis 24 Jahre sinken die AU-Fälle und pendeln sich bis zur Alterskategorie 60 bis 64 Jahren bei ca. 0,9 bis 1,1 AU-Fällen bei den Männern ein, bei den Frauen sind es zwischen 1,1 und 1,4 AU-Fälle bei den 20 bis 64-jährigen.

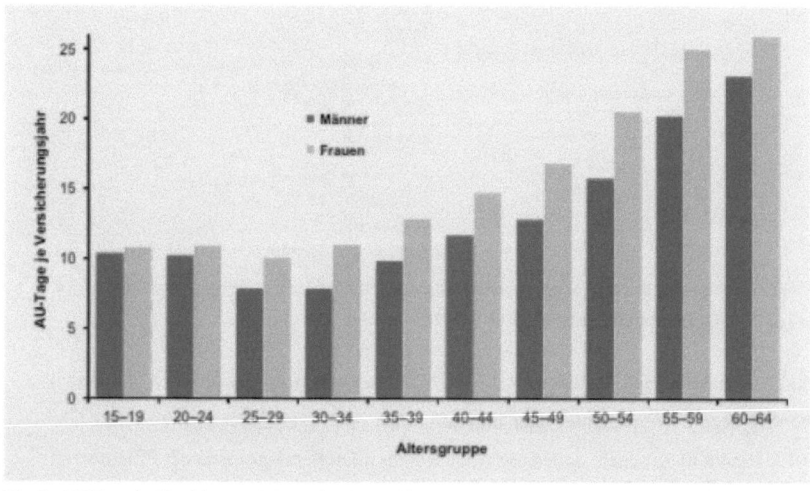

Abb. 8: AU-Tage je Versicherungsjahr nach Alter und Geschlecht aller Pflichtversicherten der TK im Jahr 2012 (Techniker Krankenkasse, 2013, S. 81)

12

Die AU-Tage sind hingegen zu den AU-Fällen im jüngeren Alter (15 bis 24 Jahre) bei Männern und Frauen relativ gleich. Sie liegen in etwa bei 10 bis 11 Arbeitsunfähigkeitstagen. Ab 25 Jahren sinken die AU-Tage bei den Männern auf 7 bis 8 Tage. Die Frauen hingegen bleiben bei 10 bis 11 AU-Tage. Mit zunehmendem Alter steigen die AU-Tage bei Männern als auch bei Frauen rapide an. In der letzten Alterskategorie der 60 bis 64-jährigen liegen die AU-Tage bei den Männern bei 23 Tagen, bei den Frauen bei 26 Tagen.

Zusammenfassend ist zu den Abbildungen 7 und 8 zu sagen, dass die meisten AU-Fälle die jüngeren Arbeitnehmer haben. Mit zunehmendem Alter sinken zwar die AU-Fälle, allerdings steigen dafür rapide die AU-Tage an. Somit kommt es für die Arbeitnehmer zwar zu weniger AU-Fällen, dafür fallen diese dann aber bei einem AU-Fall deutlich länger aus.

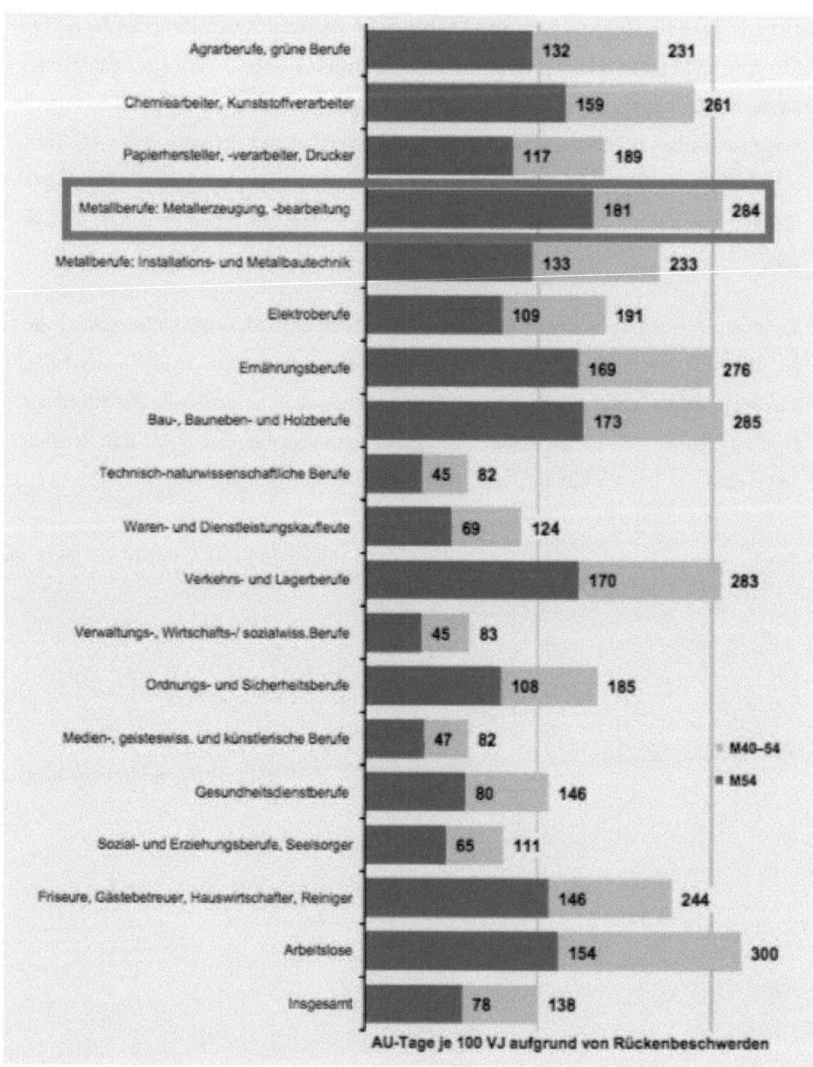

Abb. 9: Fehltage mit Rückenbeschwerden in einzelnen Berufsfeldern der Pflichtversicherten der TK aus dem Jahr 2012 (Techniker Krankenkasse, 2013, S. 112)

In Abbildung 9 wird speziell auf das Thema „Rückenbeschwerden" eingegangen. Auch hier ist deutlich zu erkennen, dass die Berufsgruppe der Metallerzeuger und -bearbeiter mit 284 AU-Tagen Rückenbeschwerden im weiteren Sinne und 181 AU-Tagen mit Rückenbeschwerden als Einzeldiagnose sehr stark davon betroffen sind.

1.4 Ableitung von Interventionsbereichen

Folgende Interventionsbereiche ergeben sich aus der Analyse der gesundheitsbezogenen Daten:

- physische Umwelt
- Abläufe
- Verhaltensmuster

In diesen Interventionsbereichen kann mittels des Public Health Action Cycle eine Intervention erstellt und nachhaltig umgesetzt werden (Robert-Koch-Institut, 2008). Zuerst kommt es zur Analysephase, d.h. es wird die Relevanz des Gesundheitsproblems erfasst und Prioritäten gesetzt. Dabei werden zusätzlich auch der Arbeitsplatz sowie die Tätigkeiten analysiert. Anschließend folgt die Interventionsplanung. Es werden Ziele, Inhalte und Methoden für die jeweiligen Interventionen für die jeweiligen Bereiche festgelegt. Nach der nachfolgenden Umsetzung der Interventionen (inklusive Steuerung der Interventionen) muss es zur Evaluation kommen. Jede dieser einzelnen Interventionen wird auf ihre Effektivität, Effizienz und Ergebnismessung geprüft.

Auf der Verhältnisebene ist zu erkennen, dass es zu vielen Arbeitsunfällen und Vergiftungen kommt. Hinzu kommen noch die Erkrankungen der Atmungsorgane. Daraus lässt sich schließen, dass die physische Umwelt, also die räumlichen Arbeitsbedingungen, aber auch die Arbeitsabläufe verbessert werden müssen. Auf Grund von starker Staubentwicklung während der Arbeitszeit und stetiger Temperaturwechsel könnte es zu erhöhtem Erkrankungsrisiko der Atmungsorgane kommen. Sobald die räumlichen Begebenheiten nicht ausreichend oder nur bedingt ausreichend gegeben sind, würden mehr Arbeitsunfälle entstehen. Durch ungünstige Arbeitsabläufe würde zusätzlicher Termindruck entstehen, was das Verletzungsrisiko weiter erhöhen würde.

Auf der Verhaltensebene sieht man, dass das Verhaltensmuster der Mitarbeiter extrem schlecht ist. Es kommt zu vielen Muskel-Skelett-Erkrankungen, speziell im Bereich von Rückenbeschwerden. Dies könnte durch fehlende Muskulatur in den jeweiligen Bereichen liegen, aber natürlich auch durch die ausgesprochen starke, körperliche Belastung bedingt sein. Hinzu käme noch die monotone Arbeitsweise. Wenn nun auch die Bedingungen auf der Verhältnisebene ungünstig sind, führen Verhaltens- sowie Verhältnisebene zur starken Reizung des Muskel-Skelett-Systems.

2   Problemstellung, Zielsetzung, Zielgruppe

Im nächsten Schritt erfolgt die Problemstellung. Es gibt zu viele AU-Fälle und AU-Tage im Bereich der Muskel-Skelett-Erkrankungen, Erkrankungen des Atmungssystems und der Verletzungen / Vergiftungen. Den Hauptteil der Ausfallzeiten machen die Erkrankungen am Muskel-Skelett-System aus. Aus diesem Grund sollte hier am dringendsten interveniert werden. Neben Interventionen auf der verhaltenspräventiven Ebene sollten gleichzeitig Interventionen auf der verhältnispräventiven Ebene getätigt werden. Dadurch werden nicht nur die anderen Ursachen für die vielen AU-Tage reduziert, sondern eine Intervention in dieser Ebene zieht ebenso eine positive Veränderung auf der Verhaltensebene mit sich. Die Erkrankungen des Muskel-Skelett-Systems verringern sich auch durch Änderung der physischen Umwelt und der Arbeitsabläufe.

Nach der Problemstellung erfolgt die Zielsetzung. Laut des Leitfadens für Prävention nach dem GKV-Spitzenverband (2014) sollte das Oberziel sein, die Muskel-Skelett-Erkrankungen, im speziellen Rückenbeschwerden, zu verhüten. Daneben sollen Risikofaktoren, die für die Erkrankungen für des Atmungssystems und Verletzungen verantwortlichen sind, minimiert werden. Somit kann als Teilziel formuliert werden, dass die Maßnahmen, die zur Vorbeugung und Reduzierung arbeitsbedingter Belastungen des Bewegungsapparates mit verhaltens- und verhältnispräventiver Ausrichtung, sich erhöhen. Dadurch verringern sich die Arbeitsunfähigkeitsfälle und -tage, wodurch das Unternehmen mehr Geld einsparen kann.

Als letzten Schritt nach der Zielsetzung gilt die Festlegung einer geeigneten Zielgruppe.

Die Interventionsmaßnahmen zielen hauptsächlich auf die Facharbeiter ab, die den Großteil der Belegschaft ausmachen. Die Facharbeiter eignen sich außerdem dazu, da diese die starke, körperliche Belastung am Arbeitsplatz aushalten müssen. Zudem haben diese mit den widrigen Arbeitsbedingungen in der Metallverarbeitung zu kämpfen.

3 Fragebogenentwicklung

Tab. 3: Fragebogen zur Arbeitsplatzanalyse

Wie beurteilen Sie die folgenden Aussagen?	Trifft nicht zu	Trifft eher nicht zu	Teils/ teils	Trifft eher zu	Trifft zu
	1	2	3	4	5
Kategorie 1: Körperliche Belastung am Arbeitsplatz					
1 Mein Beruf besteht aus schwerer, körperlicher Arbeit					
2 Ich muss häufig schwer Heben bzw. Tragen					
3 Meinen Beruf verübe ich hauptsächlich im stehen					
4 Ich führe häufig Drehbewegungen des Oberkörpers aus					
5 Meinen Beruf verübe ich häufig im knien					
Kategorie 2: Arbeitsbedingungen					
6 An meinem Arbeitsplatz habe ich eine ungünstige Arbeitshöhe					
7 An meinem Arbeitsplatz habe ich eine ungünstige Beleuchtung					
8 An meinem Arbeitsplatz habe ich stetige Temperaturwechsel					
9 Mein Arbeitsplatz ist sehr staubig					
10 An meinem Arbeitsplatz entsteht starker Lärm					
Kategorie 3: Arbeitsorganisation					
11 Ich fühle mich überfordert					
12 Ich fühle mich unterfordert					

13	Der Leistungsdruck / die Akkordarbeit sind eine starke Belastung					
14	Es herrscht ein hoher Zeit- / Termindruck					
15	Ich habe eine hohe Verantwortung					
Kategorie 4: Beziehung zu Kollegen, Vorgesetzten und Kunden						
16	Ich bekomme ungenaue / widersprüchliche Arbeitsanweisungen					
17	Die Arbeitsabläufe sind unklar					
18	Ich erhalte keine Anerkennung					
19	Wir arbeiten untereinander schlecht zusammen					
20	Es wird zu wenig kommuniziert					

Durch die ausgewählten Kategorien „Körperliche Belastungen", „Arbeitsbedingungen", „Arbeitsorganisation" und „Beziehung zu Kollegen, Vorgesetzten und Kunden" werden mögliche Ursachen für die AU-Fälle und AU-Tage gesucht.

Mit der ersten Kategorie „Körperliche Belastungen am Arbeitsplatz" sollen die körperlichen Einflussfaktoren herausgefunden werden. Diese geben Aufschluss zum Verhaltensmuster der Mitarbeiter in der Verhaltensebene. Ebenfalls werden Risikofaktoren aufgezeigt, die Muskel-Skelett-Erkrankungen begünstigen können. Langes stehen und knien nehmen starken Einfluss auf das Muskel-Skelett-System. Dazu kommen die schwere, körperliche Arbeit mit häufigem, schweren Heben bzw. Tragen in Kombination mit Drehbewegungen des Oberkörpers, die Hauptursachen für Rückenbeschwerden sein können.

Die zweite Kategorie „Arbeitsbedingungen" beleuchtet die physische Umwelt der Facharbeit. Durch ungünstige Arbeitshöhen und Beleuchtung kann es zu vermehrten Arbeitsunfällen und somit Verletzungen kommen, die den drittgrößten Anteil der Arbeitsunfähigkeitstage ausmachen. Darüber hinaus können stetige Temperaturwechsel und Staubentwicklung zu Erkrankungen an den Atmungsorganen führen, welche den zweitgrößten Anteil der AU-Tage ausmachen. Ständiger Lärm kann ebenfalls zu Arbeitsunfällen und somit zu Verletzungen der Ohren führen.

In der dritten Kategorie „Arbeitsorganisation" soll schwerpunktmäßig der subjektive Stresspegel und der psychische Druck abgefragt werden. Wenn die Facharbeiter sich über- oder unterfordert fühlen im Zusammenhang mit dem Leistungs- und Termindruck, dann sind wesentliche Rückschlüsse über die psychische Belastung und den subjektiven Stresspegel möglich. Auch hieraus können wieder vermehrt Verletzungen auf Grund von Arbeitsunfällen entstehen. Neben der physischen Umwelt, die hier wieder tangiert wird, spielen diesmal die Abläufe eine große Rolle. Durch ungünstige Arbeitsabläufe kann es zu erhöhtem Zeit- und Termindruck kommen, dadurch steigt wieder der Leistungsdruck mit der Akkordarbeit. Es ist ein ständiger Kreislauf.

Die letzte Kategorie „Beziehung zu Kollegen, Vorgesetzten und Kunden" spiegelt die Motivation der Mitarbeiter und das Betriebsklima wider. Wie schon in Kategorie 3 werden hierbei die Ablaufprobleme erfragt. Durch ungenaue Arbeitsanweisung und Arbeitsabläufe kommt es zu vielfältigen Problemen im Unternehmen. Sobald die Mitarbeiter keine Anerkennung erhalten, unzureichend miteinander kommunizieren und nur schlecht zusammenarbeiten können, entsteht Missmut und Frust bei den einzelnen Mitarbeitern. Hinzu kommen ein schlechtes Betriebsklima und Demotivation.

Zusammenfassend ist zu sagen, dass alle vier Kategorien fest miteinander vernetzt sind. Es ist ein stetiger Kreislauf. Die physische Umwelt hängt nicht nur von den Abläufen ab, sondern auch von den Verhaltensmustern und umgekehrt. Sobald die Arbeitsbedingungen schlecht sind, steigt das Risiko an diversen Erkrankungen am Muskel-Skelett-System und den Atmungsorganen zu erleiden. Dazu erhöht sich ebenfalls das Risiko für Verletzungen.

4 Datenauswertung und Ergebnisdarstellung

Die Befragungsergebnisse werden mit dem Mittelwert wiedergegeben. Dieser muss zuerst berechnet werden. Jedes einzelne Item jeder einzelnen Kategorie wird zunächst für sich einzeln genommen. Die angekreuzten Zahlen zwischen 1 und 5 werden miteinander summiert. Daraus ergeben sich die absoluten Werte. Anschließend werden die absoluten Werte durch die Anzahl der Teilnehmer dividiert. Es kommt der Mittelwert heraus.

Wenn der Mittelwert für alle einzelnen Items errechnet wurde, werden alle Mittelwerte einer einzelnen Kategorie miteinander summiert. Die Summe aller Mittelwerte je Kategorie wird wiederum dividiert durch die Summe aller Items. Dadurch wird der Mittelwert jeder einzelnen Kategorie berechnet. Zu guter Letzt können nun alle Mittelwerte jeder Kategorie miteinander summiert und wieder durch die Anzahl aller Kategorien dividiert werden. Es wird nun der Gesamt-Mittelwert der Befragung ermittelt.

Da der Fragebogen mit fünf Antwortmöglichkeiten zu beantworten ist, gibt es zwei Stufen für Ablehnung sowie Zustimmung und eine Stufe für die neutrale Mitte. Wenn also ein Mittelwert den Wert größer als 3,5 annimmt, so gibt es an dieser Stelle Handlungsbedarf. Der Gesamt-Mittelwert gibt Aufschluss darüber, wie die Mitarbeiter insgesamt die Situation im Unternehmen sehen. Stimmen die Facharbeiter den Problemen zu so ist der Mittelwert größer als 3,5. Ist der Wert allerdings unter 3,5 so ist das Empfinden keine große Problematik.

Visuell werden die Ergebnisse zum einen tabellarisch und zum anderen grafisch in Säulendiagrammen dargestellt. Jede Kategorie erhält mit den einzelnen Items eine Tabelle in der die Summe der ausgefüllten Fragebogen, die jeweilige Ankreuzmöglichkeit mit der Summe der Antworten, dem jeweiligen Item sowie die absoluten Werte und Mittelwerte. Die Tabelle wird zusätzlich noch mit zwei weiteren Spalten unten ergänzt. Dort wird der Gesamtwert der absoluten Werte und der Gesamt-Mittelwerte dargestellt. Mit dieser Darstellung wird die Aufarbeitung der beantworteten Fragebogen vereinfacht. Mit einem Blick ist die Bewertung der Items zu sehen. Der absolute Wert und auch der Mittelwert können schnell und unkompliziert ausgerechnet werden. Des Weiteren ist mit dieser Tabelle sofort die Häufigkeitsverteilung zu erkennen im Verhältnis zu den absoluten Werten und dem Mittelwert. Mit einem Blick auf die letzten zwei Spalten ist relativ schnell erkennbar in welchen Bereich das Unternehmen Probleme hat. Ab einem Mittelwert von 3,5 oder höher gibt es in diesen Feldern Handlungsbedarf. Im Vergleich zu den Säulendiagrammen können hier mehr Details rausgelesen werden.

Tab. 4: Beispielhafte Darstellung der Auswertung von Kategorie 1

Kategorie 1: Körperliche Belastung am Arbeitsplatz								
Summe der Teilnehmer	1 – Trifft nicht zu	2 – Trifft eher nicht zu	3 – Teils / teils	4 – Trifft eher zu	5 – Trifft zu	Aussage der Mitarbeiter	Absolute Werte	Mittelwert
10				2	8	Schwere, körperliche Arbeit	48	4,8
10				3	7	Häufig schwer Heben / Tragen	47	4,7
10			1	7	2	Stehen	41	4,1

20

10		2	3	5		Drehbewegungen	33	3,3
10	4	3	3			Knien	19	1,9
Gesamt Absolut Werte: 185								
Gesamt-Mittelwert Kategorie 1: 3,8								

Jede Kategorie erhält zusätzlich noch zwei Diagramme. Diese visuelle Art der Darstellung zeigt die wesentlichen Ergebnisse der Auswertung. Ein Diagramm stellt die Absoluten Zahlen dar, das andere Diagramm die Mittelwerte. Bei den Mittelwerten wird zusätzlich zu den einzelnen Items noch das Item „Gesamt" hinzugefügt. Somit ist auf einen Blick der Gesamt-Mittelwert der jeweiligen Kategorie ersichtlich und kann sofort mit den anderen Items in Bezug gesetzt werden. Darüber hinaus werden die Items, welche einen zu hohen Wert haben (mind. 3,5 oder größer), rot dargestellt.

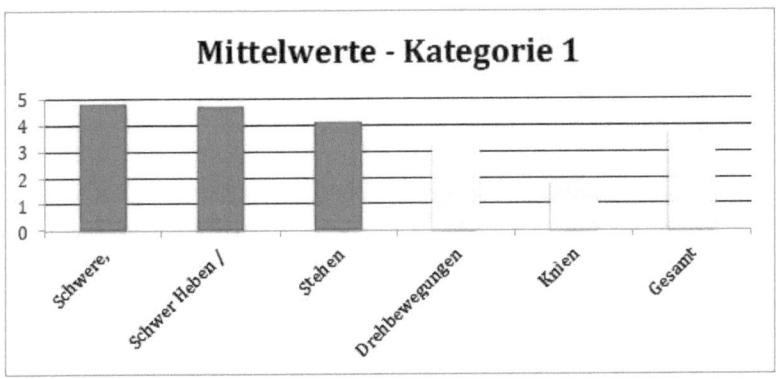

Abb. 10: Beispielhafte Darstellung der Mittelwerte von Kategorie 1

Erweitert wird das Ganze noch mit Säulendiagrammen der absoluten Werte jeder Kategorie. Hier werden einfach die zusammensummierten Daten jedes Items in einer Säule erfasst. Dadurch ist der visuelle Unterschied zwischen den Items sofort zu erkennen.

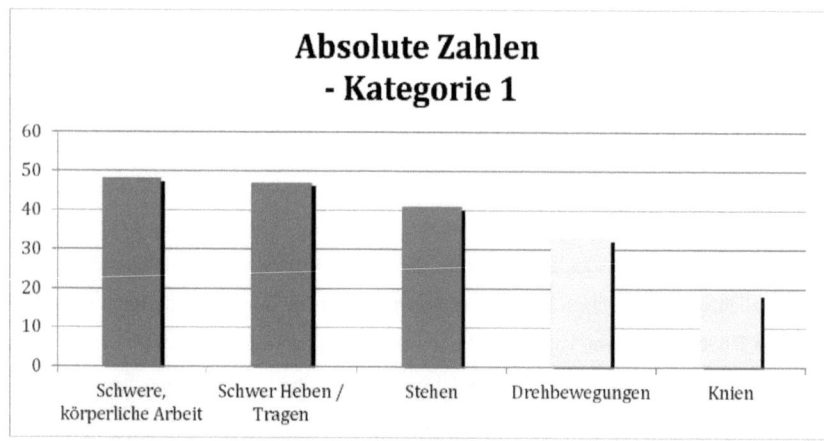

Abb. 11: Beispielhafte Darstellung der absoluten Zahlen von Kategorie 1

Zum Abschluss wird ein letztes Säulendiagramm erstellt. Es stellt alle Gesamt-Mittelwerte der einzelnen Kategorien in einem Diagramm dar. Somit ist ein grober Überblick über die einzelnen Kategorien möglich.

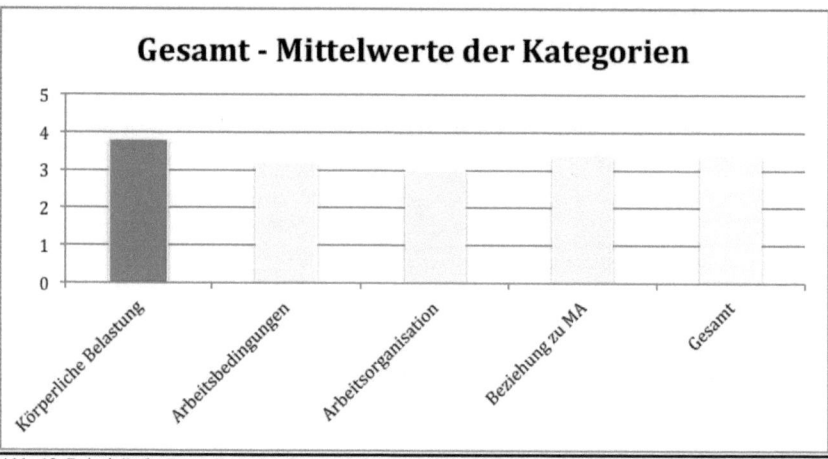

Abb. 12: Beispielhafte Darstellung der Gesamt-Mittelwerte aller Kategorien

Mit beiden Darstellungsvarianten ergeben sich Vor- und Nachteile. Durch die Diagramme werden nicht alle Informationen direkt dargestellt, dafür lässt es sich visuell leichter erkennen, in welchen Bereichen die Intervention angesetzt werden müssen. Bei den Tabellen können dahingegen mehrere Informationen direkt detailliert rausgelesen werden. Die Tabellen selbst sind aus diesem Grund allerdings sehr umfangreich und damit eher unübersichtlich.

5   Literaturverzeichnis

BKK Dachverband (2014) BKK Gesundheitsreport 2014. In Knieps, F. & Pfaff, H. (Hrsg.), *Gesundheit in Regionen. Zahlen, Daten, Fakten* (S. 41, 188, 258). Ber lin: BKK.

GKV-Spitzenverband. (2014). *Leitfaden Prävention. Handlungsfelder und Kriterien des GKV-Spitzenverbandes zur Umsetzung von §§ 20 und 20a SGB V vom 21. Juni 2000 in der Fassung vom 10. Dezember 2014.* Berlin: GKV-Spitzenverband.

Robert Koch Institut (RKI). (2008). *Beiträge zur Gesundheitsberichterstattung des Bundes. Lebensphasenspezifische Gesundheit von Kindern und Jugendlichen in Deutschland. Bericht für den Sachverständigenrat zur Begutachtung der Ent wicklung im Gesundheitswesen.* Berlin: Robert Koch Institut.

Techniker Krankenkasse (Hrsg.) (2013). *Gesundheitsreport 2013 der Techniker Krankenkasse mit Daten und Fakten zu Arbeitsunfähigkeiten und Arzneiverord-nungen. Schwerpunktthema: Berufstätigkeit, Ausbildung und Gesundheit* (S. 80-81, 100-101, 107, 112). Hamburg: Techniker Krankenkasse (TK).

6   Abbildungs- und Tabellenverzeichnis

6.1   Tabellenverzeichnis

6.2   Abbildungsverzeichnis

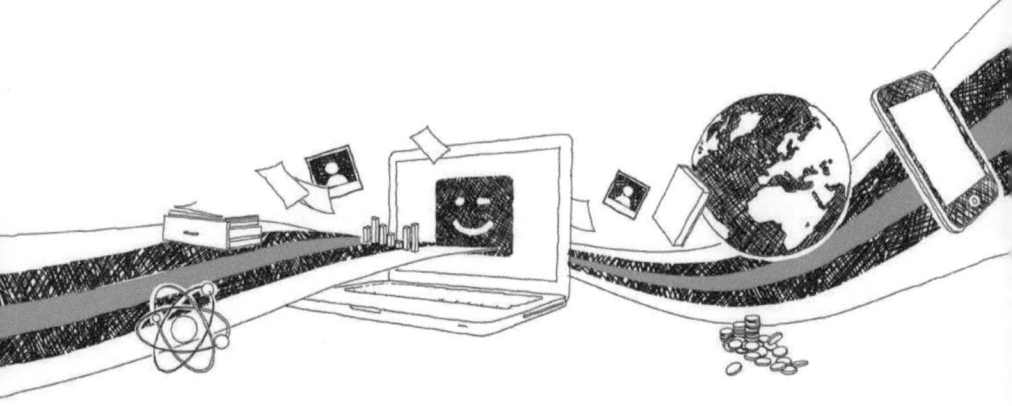
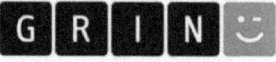